UN MOT

SUR

LE CHOLÉRA

Ses Préservatifs et son Traitement

PAR

William BAS

Ancien Élève des Hôpitaux de Paris ;

Ancien Directeur de l'Institut-médical, à Paris, rue d'Hauteville ;

Membre de la Société médicale homœopathique de France ;

Membre correspondant de la Société hahnemannienne fédérative.

PRIX : 30 Centimes

AU PROFIT DES PAUVRES

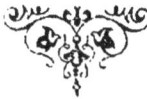

SAINT-QUENTIN

Imprimerie de la Société anonyme du Glaneur

1883

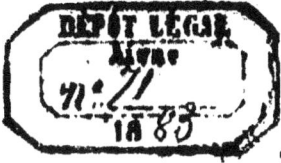

UN MOT

SUR

LE CHOLÉRA

Ses Préservatifs et son Traitement

PAR

WILLIAM BAS

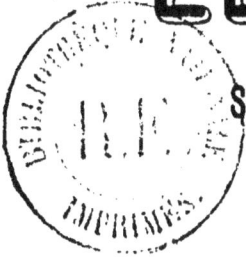

Ancien Élève des Hôpitaux de Paris ;

Ancien Directeur de l'Institut-médical, à Paris, rue d'Hauteville ;

Membre de la Société médicale homœopathique de France ;

Membre correspondant de la Société hahnemannienne fédérative.

PRIX : 30 Centimes

AU PROFIT DES PAUVRES

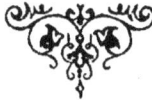

SAINT-QUENTIN

Imprimerie de la Société anonyme du GLANEUR

1883

Je publie ces conseils sur la demande de plusieurs personnes, en prévision de l'invasion du choléra en nos pays.

Je crois pourtant que le fléau ne nous atteindra pas ; mais à deux conditions :

La première, c'est que nos gouvernements continuent à prendre les mesures sanitaires nécessaires pour en arrêter le développement :

La seconde, c'est que chacun fasse tous ses efforts pour en éviter les atteintes.

Et je suis convaincu que tous ceux qui voudront observer scrupuleusement les règles suivantes se verront, presque à coup sûr, préservés de l'épidémie ; et que si, par exception, quelques-uns parmi eux en sont frappés, le mal aura perdu beaucoup de sa gravité.

UN MOT

SUR

LE CHOLÉRA

Ses Préservatifs et son Traitement

———〜〜✕〜〜——

Le Choléra n'a guère été observé que depuis cent ans, dans les Indes. Mais ce n'est qu'après la terrible épidémic du commencement de ce siècle, où, en 20 ans, traversant l'Océan et franchissant les montagnes, sans perdre de sa force, il ravagea le monde entier, qu'il est devenu l'objet d'études approfondies. Il y avait de quoi.

En 1832, à Paris seulement il fit 18,000 victimes, et décima dans les provinces, de nombreux villages entiers.

En 1849, il reparut en France et à Paris, où il tua 19,000 individus.

En 1854, et en 1865, il a de nouveau sévi chez nous ; mais, avec moins de force.

Aujourd'hui, il nous menace encore.

Il faut distinguer du **choléra épidémique, le choléra sporadique** qui n'atteint que quelques individus isolément, qui est rarement mortel et dont, chaque année, on rencontre quelques cas. Il nait chez nous comme partout ailleurs.

Il n'en est pas ainsi du *choléra épidémique*. L'histoire démontre qu'il est toujours importé.

Mais. par qui ? Et de quelle manière ? Et de quel pays nous vient-il ? Quelles sont ses causes et sa nature ?

On a prétendu que les causes du choléra sont encore inconnues, comme celles de toutes les maladies pestilentielles. C'est dire qu'on s'est jeté dans le domaine des hypothèses, et qu'on a émis à ce sujet les opinions les plus diverses.

On a dit d'abord :

Le choléra, « c'est un empoisonnement résultant d'une modification survenue dans les qualités de la bile. »

« C'est une névrose ; »

« C'est une phlegmasie de la membrane muqueuse digestive ; »

On a dit encore : le choléra vient « d'une altération primitive du sang produite par un agent délétère ; »

« D'une influence électrique ou magnétique. »

« D'une paralysie de la peau ;

« D'une paralysie du cœur ; »

On a dit enfin : c'est une névralgie gastro-intestinale.

Ce qui est certain, c'est que le choléra est la plus grave des maladies pestilentielles ; qu'il ressemble à un empoisonnement causé par l'arsenic et par le cuivre, et que c'est toujours dans les Indes, sur les bords du Gange qu'il naît ; et, de là, voyageant, vient ravager le monde occidental.

Ce qui est le plus vraisemblable, c'est qu'il provient des effluves marécageux modifiés par la chaleur du climat ; et que, si les lois de sa propagation échappent encore à notre observation, s'il n'a pas seulement désolé certains peuples en certaines saisons, comme on l'a soutenu, mais tous les peuples et en toutes saisons, puisqu'il s'est montré dans les contrées les plus chaudes comme dans les pays les plus froids, on peut dire cependant, qu'en général, il ne franchit ni les déserts, ni les montagnes inaccessibles ; qu'on a trouvé des localités peu distantes d'autres localités qui ont été préservées quand elles se sont tenues isolées ; qu'il sévit de préférence au printemps et au commencement de l'automne ; et que la chaleur semble favoriser son développement tandis que la basse température paraît l'atténuer sinon l'empêcher tout à fait.

Ce qui reste probable, c'est qu'il est produit par des miasmes, des animalcules véneneux répandus dans l'athmosphère. C'est là du moins l'opinion de nos savants. Et M. Pasteur, dont les expériences sont aujourd'hui considérées comme concluantes, et que l'Etat veut récompenser publiquement pour ses belles découvertes, dit que le degré présent de nos connaissances, commande de « porter toute l'attention sur l'existence possible dans le sang ou dans tel ou tel organe d'un infiniment petit dont la nature et les propriétés rendraient compte vraisemblablement de toutes les particularités du choléra ; aussi bien des symptômes morbides qu'il détermine que des caractères de sa propagation. »

Quoi qu'il en soit, voici les faits que l'expérience a pleinement confirmés :

Le terrain, dans l'Inde, sur les bords du Gange, abonde en matières végétales et minérales en décomposition, et il suffit nous disait, dans ses cours, M. Jaccoud, professeur de pathologie à la faculté de médecine de Paris ; « d'un jour ou deux de grandes pluies après une grande sécheresse pour réveiller la maladie tombée au minimum ou même éteinte. »

De plus, en ces pays, les caravanes ne manquent pas. Donc, il y a non seulement une agglomération d'individus, mais encore une malpropreté étonnante. On commet dés excès ; la température est élevée ; et on respire le poison de ces lieux.

Quelques-uns tombent malades sur place et meurent. D'autres s'en vont, — car l'infection cholérique a le plus souvent une incubation de 3 à 5 jours, peut-être même davantage, avant d'accabler le malade et l'empêcher de partir, — d'autres s'en vont emportant, au loin, avec eux, le germe de la maladie.

Et ils le répandent partout, parce que le poison est surtout contenu dans les matières de déjections, fraîches ou anciennes, et dans les objets y touchant.

Et ce poison lui-même a une puissance énorme de diffusion ; puissance augmentée encore par le mélange des déjections des personnes atteintes de diarrhée cholérique avec les déjections des personnes saines ; ce mélange produit une fermentation empoisonnant toute la masse qui devient un foyer d'infection.

Et l'homme vivant n'est pas le seul moyen de transmission de ce poison cholérigène. Le cadavre l'est aussi, ainsi que les habits, les linges, et les objets de literie ; aussi les blanchisseurs et les cardeurs de matelas sont-ils souvent les premiers atteints dans une épidémie.

L'air, qui est le véhicule principal, porte le poison partout, et l'homme sain le respire.

Et ce qui prouve bien que le choléra nous est apporté par les ....ins de retour, par les troupes, c'est qu'il ne ... les courants atmosphériques, mais les car.. ..nes, les routes, les voies militaires, les navires ; c'est qu'il ne devance jamais les voyageurs, mais va avec la même rapidité qu'euxmêmes, et marche proportionnellement avec les moyens de communications ; c'est qu'il entre dans les îles par les ports et ne surgit jamais par l'intérieur.

On a aussi remarqué que la disposition de la localité en entonnoir, par exemple, augmente l'intensité et la diffusion du poison, et que les pays situés sur le bord de la mer en favorisent l'extension.

D'autres endroits sont plus à l'abri, et on cite des localités qui n'ont jamais été visitées par le choléra.

D'après Pettenkofer, un savant bavarois, la constitution physique du sol n'est pas non plus étrangère au développement ou à l'empêchement du choléra.

Les terrains de granit et de roc sont salutaires.

Au contraire, les terrains poreux et perméables formés d'alluvions, d'argile, de calcaire semblent favoriser l'extension du terrible fléau.

L'humidité du sol est aussi nuisible. « Quand le niveau d'eau est élevé, les couches telluriques imprégnées de matériaux organiques sont plongées sous l'eau, et les émations nuisibles sont nulles ou au mininum ; mais si l'eau s'abaisse quand le poison est présent, la reproduction est au maximum dans les couches infiltrées abandonnées par l'eau. »

En résumé, c'est en respirant le poison qu'on respire la maladie ;

C'est en allant d'un endroit dans un autre que celui qui est infecté en propage le germe ;

Et la nature des lieux qu'on habite peut aider aux progrès de l'épidémie ou les atténuer.

Quelle que soit la forme qu'affecte le choléra, on peut dire qu'avant d'en être atteint, on éprouve toujours quelque malaise, un affaiblissement, une lassitude générale et une diarrhée abondante ordinairement sans coliques.

« Le malade est abattu, inquiet, il a de grandes sueurs et même quelques défaillances. »

Ces accidents durent entre 1 et 7 jours. Bien soignés, ils disparaissent.

Mais s'ils persistent et s'aggravent, ils deviennent le prélude de la forme grave du choléra.

Le malade alors n'a plus seulement la diarrhée, mais des vomissements nombreux ; le sang s'épaissit, on est en proie à des douleurs stomacales et à une soif vive; la voix s'affaiblit ; la respiration diminue ; de fortes crampes surviennent dans les bras et dans les mollets qui durcissent ; l'urine devient rare et disparaît ; la face s'altère, le corps se glace, le malade tombe dans la torpeur et peut mourir en quelques heures, au plus en deux ou trois jours.

S'il guérit, la convalescence est toujours longue et pénible. Il faut au malade une prudence extrême. Quand la chaleur du corps revient et que les crampes disparaissent, quand toutes les fonctions se rétablissent, le patient peut être debout en huit ou dix jours. Mais, qu'il prenne bien garde d'observer un régime sévère, car la diarrhée peut revenir ; et des accidents typhoïdes, des lésions viscérales telles que pneumonies, congestions et hémorrhagies cérébrales peuvent se produire et tuer les convalescents.

Le mieux, c'est de faire tous ses efforts pour éviter le mal. Du reste, le véritable progrès en médecine est de le prévenir, au moins autant que de le guérir.

Celui qui suivra ces conseils, aura mille chances contre une d'échapper ; d'autant plus, nous l'avons déjà dit, que le fléau qui nous menace n'est pas encore en France et peut n'y pas venir.

M. le docteur Fauvel, inspecteur général des services sanitaires, a donné lecture à l'Académie d'un remarquable travail sur le choléra dans lequel il conclut que si l'Europe veut se défendre encore 1 mois 1/2, elle échappera sans doute au choléra. Une loi de la maladie dit-il, c'est que « plus une épidémie de choléra a une extension rapide et sévit avec plus de violence dans un pays, plus sa durée est courte.

Nous pouvons donc nous garantir du choléra.

Mais il faut pour cela que chacun fasse son devoir.

Le devoir des gouvernements est de s'efforcer de confiner le fléau dans son berceau :

en plaçant des postes et cordons sanitaires ;

en exigeant des quarantaines sévères ;

en ne laissant les routes libres qu'après la désinfection complète ;

en s'occupant surtout de l'assainissement et de la salubrité du pays :

et, en donnant à   ; les instructions nécessaires.

Reste le devoir des particuliers.

Il ne s'agit pas pour eux de fuir ; de quitter leur
pays, leur famille. Agir ainsi ne servirait de rien et
serait même de la plus grande imprudence. Car
l'épidémie peut exister déjà où ils s'en vont ; et
si elle n'y a pas encore fait son apparition, ils
peuvent l'y importer, et en produire, par le chan-
gement d'air, le développement plus rapide.

On ne risque pas plus en restant à son domicile
qu'en se sauvant. Et quel soldat que celui qui dé-
serte ? Quelle situation il crée à ceux qu'il abandon-
donne au lieu de leur être utile ? Il y a là une ques-
tion de solidarité, d'humanité. Il faut s'aider mu-
tuellement ; chacun de nous y a le plus grand
intérêt.

Seulement, en demeurant à son poste, chacun
peut et doit prendre des précautions.

Près des malades, il est essentiel de renouveler
l'air, non par des fenêtres grandes ouvertes, ce
qui serait mauvais, mais par des impostes ou des
carreaux mobiles ouverts jour et nuit, en ayant
bien soin de chauffer le lit et la chambre.

Il est aussi indispensable de désinfecter les linges et la chambre et surtout le parquet ; et pour
cela, d'avoir des vases contenant d'avance le liquide
désinfectant.

On peut désinfecter les vêtements, les objets en
drap ou en laine, en les suspendant dans un cabinet

bien clos, qu'on aspergera d'eau pour rendre l'air humide ; « l'on y fait brûler 30 grammes de fleurs de soufre par mètre cube d'espace : le soufre sera placé dans un vase métallique reposant lui-même au fond d'une cuvette à demi remplie de sable humide ; le cabinet ne sera ouvert qu'après 24 heures. »

L'air chauffé à 110 degrés est un très-bon désinfectant.

Il faut plonger les linges de corps et de literie, souillés, avant de les sortir de la chambre du malade, dans un baquet contenant mélangés, 20 litres d'eau, et 4 litres de solution de sulfate de cuivre, c'est-à-dire 200 grammes de sulfate de cuivre en cristaux dans 4 litres d'eau ; ou bien 150 à 200 grammes de chlorure de chaux sec qu'on nouera dans un sac de toile.

Il importe de se souvenir qu'on peut empoisonner toutes les latrines d'une maison en y jetant des matières non désinfectées.

M. le docteur Vallin, professeur de médecine à l'Ecole du Val-de-Grâce recommande de mêler à chaque selle ou à chaque litre de matières liquides,

ou bien, un grand verre d'une solution composée de 50 grammes de sulfate de cuivre en cristaux dans 1 litre d'eau ;

ou bien 80 grammes de chlorure de chaux en poudre.

Pour se préserver soi-même, il faut veiller sans relâche à l'observation des règles qui concernent les fonctions du canal digestif et des voies respiratoires. En temps d'épidémie,

ne rester pas longtemps près du lit des malades; que les gardes se renouvellent souvent. Eviter les agglomérations d'individus, comme au temps des foires et des courses ; ne pas coucher en grand nombre dans la même chambre; ne pas dormir sous des rideaux bien fermés ;

tenir sa maison propre ; y renouveler l'air ; la laver souvent à l'eau la plus limpide ; désinfecter les fosses, les fumiers, sur lesquels on n'a qu'à jeter avant de les enlever et après, une solution d'acide sulfurique au centième ; et, comme le poison se trouve surtout contenu dans les déjections, ne pas se servir des linges, des objets, des latrines destinés aux malades.

Porter des vêtements chauds bien fermés ;

tenir son corps, surtout le ventre et les pieds à la chaleur : ceinture de flanelle et bas de laine ;

éviter le passage du chaud au froid, l'humidité, la fraîcheur des nuits, les bains froids.

Eviter les *excès de toutes sortes :* la fatigue, la surrexcitation du corps et de l'esprit, les émotions, la colère, etc.

Prendre des repas simples, légers plutôt que copieux ; rester sur son appétit ; ne faire aucun excès même accidentellement.

Se nourrir de potages, de gibier, de volaille, de bœuf, de mouton, d'œufs, de céréales telles que pois, lentilles, haricots, plutôt en purée qu'en entier ;

nettoyer avec soin toutes les crudités comme les radis et la salade qui peuvent contenir un germe ;

éviter les viandes trop grasses, le poisson, la charcuterie ;

ne faire aucun usage de boissons glacées, acides et alcooliques : c'est une grande erreur de croire qu'en buvant de l'eau-de-vie ou du rhum on échappera à l'épidémie ; il faut au contraire s'en abstenir le plus possible et en user très-modérément ;

boire de l'eau filtrée ; se rappeler que si les eaux de source sont en général très-bonnes, les eaux de puits, de rivière et de ruisseau ne le sont pas souvent ; et qu'il vaut mieux, si l'on s'en sert, les faire bouillir d'avance. Les boulangers surtout devront bien prendre garde à l'eau qu'ils emploieront pour faire leur pâte.

On pourra manger quelques fruits, mais bien mûrs, et de bonne qualité ; il sera même préférable de les peler et de les cuire.

Qu'on ne prenne aucune infusion médicamenteuse de mélisse, de menthe, etc., et que ceux qui n'ont pas l'habitude de boire du thé ou du café s'en abstiennent.

Mais jamais de vomitif, jamais de purgatif.

Surtout, *qu'on ait l'âme tranquille.*

Il ne faut pas s'imaginer que l'âge, le sexe, la constitution mettent sûrement à l'abri de la maladie qui que ce soit.

Sans doute, le choléra est plus à redouter pour l'enfance et pour la vieillesse.

On prétend que la race nègre, la race jaune, la race israélite y sont plus disposées.

Sans doute, on trouvera des gens qui jouiront d'une santé plus robuste que d'autres, et sur lesquels par cela même, le fléau aura moins de prise.

Sans doute la faiblesse, la fatigue, les excès, les écarts de régime, les aliments malsains prédisposeront au mal.

Mais il ne faut pas non plus s'imaginer qu'il y ait des constitutions cholériques.

« Il n'y a pas de constitutions cholériques ; il y a un miasme qui s'attache aux individus, et se multiplie par eux et autour d'eux ; et qui, comme les sporules de l'oïdium, se répand dans l'atmosphère ; mais « il n'y a pas plus de constitutions cholériques qu'il n'y a de constitutions de sauterelles, de fourmis, de cousins, de chardons, à moins qu'on n'appelle constitution la présence ou l'invasion des sauterelles, fourmis, cousins, chardons. » — (Union médicale, n° 116, 1865.)

Donc, par dessus tout, qu'on bannisse la peur et qu'on garde un esprit calme : la crainte paralyse nos forces et notre volonté et nous prédispose tellement aux maladies que quelques médecins ont affirmé que le choléra n'atteint que ceux qui ont perdu leur énergie physique et morale et que la peur seule donne le choléra en temps d'épidémie.

Il existe beaucoup de désinfectants.

On se sert de sulfate de fer, une partie sur 8 d'eau ;

    d'acide phénique ;

    de chlore ;

    de fumigations sulfureuses ;

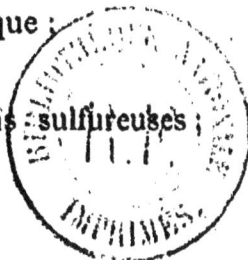

Mais ce sont là, ou des remèdes souvent insuffi-
sants, ou des procédés incompatibles avec notre
traitement.

Il vaut mieux employer

    le permanganate de potasse,

    l'acide sulfurique, une partie sur 100 d'eau.

Le médicament préservatif est *Veratrum*, une
dose tous les deux ou trois jours.

Et si l'on a le choléra quand on est sous sont
influence, les choses se passent comme dans la
varioloïde pour celui qui est vacciné : c'est-à-dire
que la maladie perd beaucoup de sa gravité.

On peut aussi prendre *Cuprum* et *Arsenic* en
porter une plaque de cuivre sur la peau.

Si par malheur la diarrhée se produit, qu'on la traite aussitôt sévèrement, et qu'on suive formellement nos indications ; en agissant ainsi dès qu'elle se manifeste, — elle peut-être le commencement du choléra — on évitera le fléau. On a remarqué que même le choléra foudroyant qui sévit surtout au début des épidémies, et souvent par la négligence des premiers symptômes, offre déjà la veille de son apparition, si on l'observe bien, des symptômes qu'on pourrait combattre sur le champ d'une manière efficace.

Prendre *Phosphori-acidum* ou *Croton-tiglium* ou *Arsenic.*

Si enfin, ce qui arrivera rarement pour ceux qui auront pris toutes les précautions que nous avons rappelées, si le choléra se déclare, il faudra aussitôt réchauffer le malade au moyen d'une chaleur extérieure ; lui frictionner les membres à sec, avec de la flanelle pour diminuer ses crampes ; et lui poser des cataplasmes.

A côté de ces soins extérieurs, il y a un traitement à suivre.

Voici en résumé ce qu'il faut faire :

Lorsqu'on est pris du choléra et **tant qu'il n'y a pas diarrhée et vomissements,** prendre de l'esprit de camphre, 2 gouttes sur un morceau de sucre, ou dans une cuillerée à café d'eau froide, toutes les cinq minutes, jusqu'à ce que le pouls et la chaleur reviennent : ce qui arrive ordinairement après cinq ou six doses.

Mais dès qu'il y a vomissements et diarrhée prendre **Ipecacuanha**, 3 globules toutes les demi-heures.

Si l'urine devient rare et si la face se décompose, **Acide phosphorique**, 3 globules à sec.

Si l'urine est supprimée et si l'haleine est froide, **Veratrum**, 8 ou 10 globules dans un verre d'eau. — Boire de l'eau fraîche et prendre des petits morceaux de glace.

S'il y a des crampes, **Cuprum** seul ou alterné avec **Veratrum**.

S'il y a angoisse, agitation, crainte, **Arsenic**, 3 globules toutes les demi-heures.

Quand le sujet est faible on lui donnera **Secale-Cornutum**.

Quand les yeux se tournent, que la respiration est froide, qu'il y a oppression, que la voix s'éteint et que le pouls devient imperceptible, il faut prendre **Carbo vegetabilis**, 8 ou 10 globules dans un verre d'eau, une cuillerée à bouche toutes les 5, 10, 15 ou 30 minutes.

Si **Carbo vegetabilis** n'agit pas, on le remplacera par **Acidum hydrocyanicum**, 3 globules toutes les demi-heures.

Puis, pour rétablir la circulation, **Aconit**,

pour le délire, **Belladone**

pour la stupeur, **Bryone**.

Et quand le malade entrera en convalescence on lui donnera **China**.

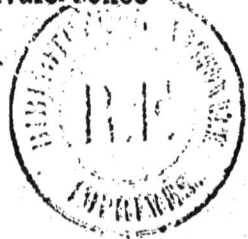

Saint-Quentin. — Imp. de la Société anonyme du GLANEUR. 562.